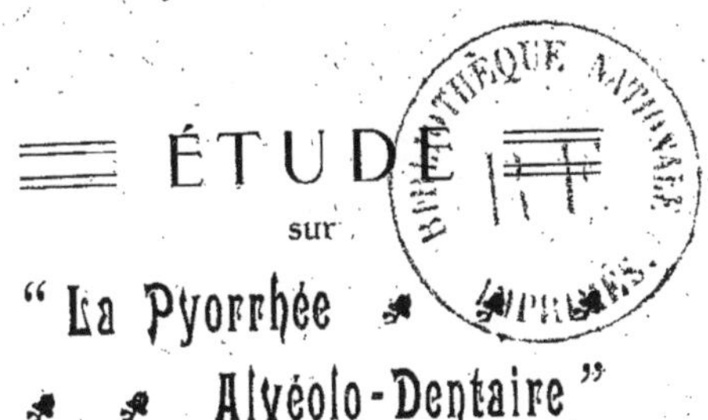

ÉTUDE

sur

" La Pyorrhée
Alvéolo-Dentaire "

SON TRAITEMENT

par

l'effluvation et la conflagration
alto-fréquentes

Par M. F. MOREL

Chirurgien-Dentiste de la Faculté de Médecine de Paris.
Chirurgien-Dentiste de l'Hôpital civil de Dreux

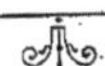

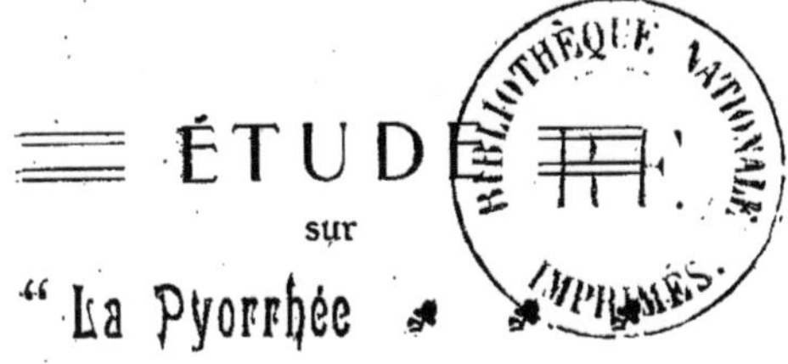

ÉTUDE

sur

"La Pyorrhée Alvéolo-Dentaire"

SON TRAITEMENT

par

l'effluvation et la conflagration alto-fréquentes

Par M. F. MOREL

Chirurgien-Dentiste de la Faculté de Médecine de Paris

Chirurgien-Dentiste de l'Hôpital civil de Dreux

ÉTUDE

SUR

LA "PYORRHÉE ALVÉOLO-DENTAIRE"

Son traitement par l'effluvation et la conflagration alto-fréquentes

(Méthode de l'auteur)

Par M. F. MOREL

Chirurgien-Dentiste de la Faculté de Médecine de Paris
Chirurgien-Dentiste de l'Hôpital civil de Dreux

S'il est une affection buccale qui a défrayé toutes les revues professionnelles, qui a passionné tous les chercheurs par son étiologie problématique, son processus pathologique et histologique complexe, sa résistance au traitement et sa désespérante chronicité, c'est assurément la pyorrhée alvéolo-dentaire. On a tellement écrit sur ce sujet que je ne sais si la vie d'un homme suffirait à compulser toutes les études faites dans les divers pays sur ce terrible mal et il faudrait une bibliothèque immense pour les contenir. A flots, l'encre a coulé, sans que nous ayons encore aujourd'hui des données bien certaines sur l'origine causale, sur la culpabilité microbienne exacte, sur le traitement de la pyorrhée, cette maladie si tenace dans sa marche, si variable dans ses symptômes, si diverse et si discutée dans ses causes.

Avec moins d'autorité que certains, mais animé du même esprit de perfectionnement de notre art, je vais apporter à mon tour une pierre à l'édifice ; c'est pour cela que je me décide aujourd'hui, à la suite de recherches méticuleuses, d'expériences microbiologiques et micrographiques sérieuses, de résultats appréciables dans le traitement, à écrire cette étude sur la pyorrhée alvéolaire.

Procédant, selon mon habitude, avec méthode, je vais d'abord
définir la pyorrhée ; j'en étudierai l'étiologie ; ensuite et simultanément, la morphologie et la symptomatologie, puis je passerai rapidement en revue les diverses méthodes de traitement préconisées par
les nombreux auteurs qui se sont occupés de la question et enfin je
décrirai ma méthode personnelle de traitement par l'effluvation et la
conflagration alto-fréquentes. Ce mode de traitement m'est tout particulièrement cher, non parceque j'en suis le père, mais parceque je puis
dire que je suis arrivé ainsi à guérir 8o o/o de cas de pyorrhée alvéolaire, alors qu'avec les méthodes antérieures c'est à peine 3o o/o de cas
qui se trouvaient vaincus ou seulement améliorés. Si j'ai toutefois fait
précéder la description de ce traitement d'une étude assez complète de
la maladie, c'est parce que je prétends que les deux tiers des échecs
dans le traitement sont dus à une connaissance imparfaite des causes
et des processus qui président à l'évolution de cette affection si redoutable de conséquences.

Définition de la Pyorrhée

La pyorrhée a certainement été connue dès la plus haute antiquité
et les restes de mâchoires provenant de fouilles exécutées sur divers
points du globe en sont des témoins absolument certains. Depuis et y
compris Hippocrate, les auteurs ont ergoté sur ce sujet, appelant la
maladie de noms différents, proposant les thérapeutiques les plus
opposées, ne s'accordant presque jamais, ni sur les origines, ni sur le
traitement. Chacune des appellations proposées semble évoquer une
généalogie causale ou une image symptomatique : pour les uns, c'est
l'arthrite alvéolo-dentaire, la périodontite suppurée, l'ostéo-périostite
alvéolo-dentaire, la gingivite pyogénique, la gingivite arthro-dentaire
infectieuse (Galippe), la gingivite expulsive ; pour les autres, la maladie de Riggs, la maladie de Fauchard, la stomatite de Magitot, etc.,
du nom des auteurs qui ont décrit la maladie Ne voulant en aucune
façon préjuger du processus anatomo-pathologique de la maladie,
j'emploierai pour désigner cette affection le nom de *Pyorrhée alvéolo-
dentaire* qui veut simplement dire *suppuration des alvéoles* et je me
contenterai, pour qu'on ne soit pas tenté de la confondre avec certains
symptômes de gingivite suppurée qui cèdent facilement à un traitement approprié, d'ajouter à cette définition les mots *tenace* et *atrophiante*. La pyorrhée est donc une maladie caractérisée par une suppuration tenace et atrophiante des alvéoles des maxillaires Cette
définition est aphorique à dessein pour frapper l'esprit et donner une
idée des deux principales manifestations de la maladie ; pour la com-
pléter, disons que la pyorrhée peut, au point de vue de l'image

anatomo-pathologique qu'elle offre, être considérée comme une inflammation purulente ordinairement progressive et chronique de la partie du périoste insérée au collet de la dent et de la gencive autour de celui-ci, inflammation toujours accompagnée d'une atrepsie dénutrifiante et d'une sorte de nécrose du rebord alvéolaire. Cette suppuration atteint à la fois la gencive, le ligament de l'alvéole et du cément de la dent ; les lésions caractéristiques que nous étudierons plus amplement tout à l'heure sont le décollement de la gencive au niveau du collet de la dent atteinte, l'ouverture aux bacilles de l'arthro-gomphose dentaire, son infection bientôt accompagnée :

1º D'un suintement de pus au niveau de l'insertion gingivale sur la dent ;

2º De résorption de l'alvéole par dénutrition osseuse ;

3º De destruction du ligament périostique par bacillose et suppuration ;

4º D'ébranlement de la dent aboutissant à sa chute.

Processus pathogénique

La dent est fixée dans l'alvéole de la mâchoire par un véritable ligament intimement lié à la gencive et au périoste de la mâchoire. Cet ensemble réalise une sorte d'articulation d'une mobilité relative que nous appellerons l'arthro-gomphose alvéolo-dentaire. C'est tout autour du collet de la dent, à l'endroit précis de la jonction du cément et de l'émail, que s'insère l'orifice supérieur de ce ligament tronc-conique décrit par *Koelliker* sous le nom de *ligament circulaire,* tandis que les bords de l'orifice inférieur et la surface du ligament s'insèrent au fond de l'alvéole et à ses parois par des tractus fibreux séparés par du tissu conjonctif lâche. A part son rôle d'union de la dent à l'alvéole, ce ligament, riche en vaisseaux sanguins et en nerfs, sert à protéger les vaisseaux et les nerfs destinés à la dent. C'est de ce ligament que sont formés les rubans circulaires que nous trouvons quelquefois formant comme un faux col autour du collet des dents que nous extrayons. Cet anneau ligamenteux forme pour ainsi dire une barricade solide, étanche, contre l'invasion des bactéries et des agents extérieurs infectieux ou acides, susceptibles d'atteindre et d'enflammer l'articulation alvéolo-dentaire. *Et on peut poser en principe que tant que le volva ligamenteux gingivo-cémento-alvéolaire ne sera pas détruit, il ne saurait y avoir de pyorrhée alvéolaire.* Le processus pathogénique nécessaire, primordial, indispensable à la formation de toute pyorrhée alvéolaire est donc le décollement de cet anneau de Koelliker. Quant aux processus secondaires favorisant l'évolution de la pyorrhée, nous les rencontrerons au fur et à mesure que nous étudierons les causes de la pyorrhée, l'influence microbienne et la question du milieu favorable à son développement.

Etiologie

Certains auteurs comme R. Good, Boeme, considèrent la pyorrhée comme un trouble résultant de causes uniquement locales, et ils invoquent comme motif que la résorption du procès alvéolaire cesse avec la chûte des dents ; d'autres, au contraire, incriminent exclusivement des causes générales relevant de l'état du sujet. Tout cela est discutable, et d'ailleurs si discuté, qu'à l'heure actuelle l'opinion des auteurs est étayée de tellement de faits précis, appuyée sur une connaissance parfaite d'un processus histologique nettement établi, que l'on doit reconnaître que les causes sont à la fois générales et locales, celles-ci favorisant celles-là. C'est quant à moi une conviction si absolue que je me séparerai complètement des auteurs exclusivistes et que je scinderai ce chapitre de l'étiologie de la pyorrhée en quatre paragraphes :

A. — Origines diathésiques.
B. — Origines pathologiques.
C. — Origines traumatiques.
D. — Origines microbiennes.

A. — ORIGINES DIATHÉSIQUES

Dans la genèse de la pyorrhée, deux facteurs entrent en jeu : l'*infection* et le *terrain*, c'est-à-dire les conditions spéciales diathésiques ou pathologiques variables avec chaque individu. Nous étudierons le rôle de l'infection en même temps que les origines microbiennes ; pour l'instant, il s'agit de prouver que les lésions pyorrhéiques sont intimement liées à l'état général de l'individu, il s'agit de démontrer que le petit rhumatisme, les trophonévroses, l'excès des sels de chaux, etc., cette pléïade de misères englobées sous la dénomination *d'arthritisme* entrent pour une large part dans la pathogénie de la pyorrhée alvéolaire.

Et en effet, dans l'arthritisme, deux troubles constitutifs sont reconnus par les auteurs les plus autorisés :

1° La *stase sanguine* à la périphérie ;

2° L'*élimination défectueuse* des sels organiques provenant de la combustion normale, urée, ou de la déminéralisation, sels de chaux.

Il va de soi que la stase sanguine crée dans l'organisme un état de troubles circulatoires préjudiciables à la combustion des matières nutritives résultant de l'absorption stomacale et intestinale, préjudiciable aussi à l'élimination des sels organiques qui par leur accumulation deviennent nuisibles à l'économie. Ces sels de *chaux, carbono-phosphates, urates, oxalates, glycocholates* sont relativement rares dans les urines normales ou pathologiques ; ils sont de règle dans les diathèses athritiques et chez les malades traités par le mercure. L'excès des sels de chaux a sur les secrétions salivaires une répercussion dont la conséquence immédiate est la formation d'une quantité exagérée de tartre qui, dans la majorité des cas, est un indice certain de l'apparition de la pyorrhée alvéolaire dans un temps plus ou moins rapproché. Cette précipitation des sels de chaux contenus dans la salive est encore favorisée par l'action des microbes buccaux ; j'y reviendrai tout à l'heure en étudiant les causes traumatiques et le mode d'action du tartre. Les carbonophosphates de chaux sont particulièrement symboliques de l'arthritisme ; les liquides et secrétions de ces diathésiques renferment tous, réunis à l'état de combinaisons carbonophosphatées, du phosphate tricalcique et du carbonate de chaux. Ce symbiotisme est un fait péremptoirement acquis aujourd'hui grâce a la biochimie et la facilité avec laquelle la proportion de ces deux sels varie, leur instabilité dans leur combinaison propice à des précipitations ont une grande importance dans les processus vitaux. Par leur variation de quantité, sous l'influence du milieu acide ou basique, ils se manifestent sous forme de concrétions anormales : calculs vésicaux, intestinaux, appendiculaires, concrétions athéromateuses, etc. On sait, d'autre part, qu'ils entrent en composition dans les os de notre squelette et nous verrons tout à l'heure, en étudiant l'histologie des lésions pyorrhéiques, l'importance de ces variations, de cette instabilité, de cette dissociation des phosphocarbonates de calcium. Pour l'instant, je me contenterai de dire que *l'arthritisme, en fait d'évolution pyorrhéique, agit surtout par stase sanguine,* favorisant la présence dans le sang d'une quantité anormale de phosphates calcaires. Comme, d'autre part, l'arthritique combure mal les aliments qu'il absorbe et les chymes, chyles et secrétions qui résultent de sa digestion, il y a appauvrissement de gaz carbonique, et, par suite, précipitation des sels de chaux résultant de cette dissociation carbonophosphatée : à l'étude histologique des lésions pyorrhéiques, nous verrons que ces lésions sont dues, quelle que soit leur origine, pathologique, arthritique, traumatique ou microbienne, à l'envahissement des artérioles et des capillaires dentaires, périostiques et alvéolaires par une surcharge calcaire dont l'état général de l'organisme ne permet pas l'assimilation ou l'élimination.

B. — ORIGINES PATHOLOGIQUES

Le développement de la pyorrhée est également favorisé par des causes pathologiques, et parmi elles je citerai le diabète, l'albuminurie, la syphilis, l'axatie locomotrice, l'anémie et la chlorose, la goutte, etc.

L'*albuminurie* agit en raison des troubles circulatoires qu'elle détermine, favorisant ainsi la résorption alvéolaire et provoquant le décollement des gencives qui rend l'infection possible.

L'*anémie* et la *chlorose* sont deux affections causales de la pyorrhée, cela est indiscutable : l'état anémique prolonge et aggrave toutes les affections. D'ailleurs elle modifie les réactions du milieu buccal qui devient franchement acide et favorise ainsi les fermentations et la précipitation des sels de chaux contenus dans les secrétions buccales et le sang.

Chez les *ataxiques*, l'atrophie du rebord alvéolaire est de règle ; l'envahissement des germes infectieux est ainsi favorisé.

Chez les *goutteux*, où la salive comme l'urine sert de véhicule à certains produits de désassimilation et en particulier aux sels de chaux, le tartre se produit avec facilité et occasionne le décollement rapide des gencives et du ligament.

Chez les *déprimés nerveux*, les sujets atteints de troubles tropho-névrotiques, et notamment dans la *syphilis tertiaire* qui crée une perturbation profonde dans la nutrition des tissus, l'atrophie du rebord alvéolaire se produit de préférence au maxillaire supérieur. Un ulcère prend naissance à la muqueuse de la voûte palatine, tout près du collet d'une molaire. Cet ulcère, souvent mis sur le dos d'accidents spécifiques, n'est en réalité qu'une manifestation de la pyorrhée alvéolaire ; il est d'ailleurs bientôt suivi de perforation de la voûte palatine par anutrition et atrophie osseuse, ce qui a permis au docteur Fournier de décrire cette affection sous le vocable de « *mal perforant buccal*. »

Et aussi, comme il convient de ne rien négliger dans l'étude causale pathologique de la pyorrhée, nous devons penser aussi au *diabète*, qui est souvent le coupable insoupçonné, auteur néfaste de nombreux troubles organiques. La pyorrhée alvéolaire se développe facilement chez le diabétique chez lequel l'état général crée un terrain propice à la manifestation arthro-dentaire en raison de l'autointoxication générale consécutive à la présence dans les secrétions organiques et en particulier dans la salive d'acetone ou acide oxybutyrique très favorable aux fermentations buccales. Par suite de ces fermentations acétoniques, les cellules protoplamsiques du périoste, du cément ou de la pulpe et du tissu alvéolaire osseux sont excitées et organisent l'élément « douleur » si caractéristique des manifestations pyorrhéiques chez les diabétiques.

N'oublions pas non plus que l'état de *gingivite aiguë* confine parfois à la pyorrhée et détermine assez souvent une inflammation alvéolaire suivie de suppuration et d'ébranlement de la dent.

Enfin, divers autres états pathologiques prédisposent à la pyorrhée, comme la néphrite, l'artério-sclérose ; et ces divers états devront être diagnostiqués simultanément avec l'état local si le praticien veut agir efficacement.

La pyorrhée peut d'ailleurs atteindre, sans cause pathologique bien précise, des sujets très bien portants, tout au moins én apparence, mais alors ce sont des adultes et des vieillards, car elle est rare chez les enfants.

C. — ORIGINES TRAUMATIQUES

Au premier rang des traumatismes locaux susceptibles d'organiser la tendance à la pyorrhée alvéolaire, nous devons placer le *tartre*. Le tartre est un dépôt pierreux qui se forme au collet des dents ou sur la surface même des dents non utilisées par la mastication. Il résulte de la précipitation des sels calcaires ou autres contenus à l'état normal dans la salive, en présence d'un milieu buccal dont la réaction a été modifiée par un état pathologique ou diathésique. De couleur et de consistance très variables, il présente, lorsqu'il est dur, des porosités renfermant des bacilles nombreux, principalement des leptothrix, des staphylocoques, des bacilles de Miller, etc. La fermentation est d'ailleurs facilitée par la présence des microbes qui favorisent le précipité des sels salivaires.

Pour l'administration du traitement, on ne saurait trop se souvenir que l'importance des dépôts tartriques est en raison directe de la composition chimique de la salive, sécrétion qui est elle-même intimement liée à la composition chimique du sang et des autres liquides organiques.

Le tartre a une dualité d'action : celle-ci est *mécanique* et *septique* tout à la fois. L'action est mécanique parce que le tartre amène le décollement de la gencive qu'il repousse au-delà du collet des dents, ouvrant ainsi toute grande la porte d'entrée aux microbes buccaux ; une fois la gencive décollée, le tartre continue à se déposer sur la racine sur laquelle il constitue de véritables aiguilles acérées qui blessent le périoste alvéolo-dentaire et l'infectent par une véritable inoculation. Et c'est également pour cela que cette action est septique et aussi parce que le tartre est formé de cristallisations poreuses renfermant une multitude de bacilles qui fermentent dans l'espace cémento-alvéolaire traumatiquement créé par le tartre. La suppuration est bientôt déclarée en raison des agents infectieux inoculés par le tartre et de la pullulation bactérique. C'est dès cet instant que la vraie pyorrhée alvéolaire se constitue et s'installe ; il se forme sur le bord libre de la gencive, au collet des dents, des poches, véritables clapiers d'infection et de génération microbienne qui retiennent le pus et les secrétions putrides ; la nutrition des tissus osseux, dentaires et périostiques devient impossible et ces tissus meurent ou se résorbent et disparaissent peu à peu.

Les causes traumatiques indiscutables de la pyorrhée sont les *anomalies dentaires*, dents vicieusement implantées et poussées en surdents qui irritent les parties voisines et modifient *l'articulation* pour la rendre *défectueuse*. Je ne citerai que pour mémoire les travaux de Bonvill, qui, trop exclusif toutefois, ne trouvait pas d'autres causes à la pyorrhée qu'une occlusion anormale et qui pretendait la guérir par un meulage des dents naturelles jusqu'à occlusion rigoureusement parfaite. Il est certain que parfois Bonvill avait raison et j'ai vu moi-même en clientèle quelques cas de pyorrhée qui ont rétrocédé à ce traitement.

Un traumatisme causal très important, c'est *le port d'un appareil de prothèse défectueux* qui irrite le collet des dents et détruit partiellement ou totalement l'étanchéité de l'anneau circulaire de Kœlliker ; les appareils à crochets sont malheureusement tous dans ce cas, par suite de la façon incorrecte ou maladroite de ces crochets.

Dans cet ordre de causes de pyorrhée, nous trouvons aussi *l'absence de soins hygiéniques ou, au contraire, l'exagération de ces soins* consistant en brossages trop fréquents ou trop énergiques qui deviennent des traumatismes. *Les redressements trop hâtés* ou *trop longs*, les *obturations défectueuses*, surtout dans les interstices ou les caries approximales du collet, les *couronnes* et les *bridges*, les *corps étrangers*, *l'abus des ligatures* ou des *écarteurs* sont autant de causes traumatiques de pyorrhée en permettant aux bactéries buccales leur immission dans l'articulation alvéolo-dentaire.

D. — ORIGINES MICROBIENNES

Je ne rappellerai que pour mémoire les travaux de Miller, Galippe, Vignal, Netter, etc., sur la flore microbienne buccale, ceux de Frey et de De Nevrézé, de Rœse sur les ferments buccaux, travaux qui ont surabondamment prouvé l'existence des microbes buccaux, leur rôle pathogène ou non pathogène, leur action défensive ou offensive, le rôle du ferment lactique, etc. Toutefois, pour éclairer mon explication, je donnerai quelque développement à ce rôle microbien que le praticien n'envisage jamais d'assez près.

Les microbes non pathogènes ou *saprophytes* de la bouche (*spirilles bacterium termo, vibrio-rugula, bacillus amylobacter, leptothrix,* etc.) accomplissent un rôle physiologique important. Dans notre alimentation, en effet, se trouvent des quantités plus ou moins considérables d'hydrocarbones provenant des matières amylacées que nous absorbons. Sous l'influence des ferments élaborés par ces bacilles

saprophytes, une certaine partie de ces hydrocarbones se transforme
en acide lactique. Or, quoiqu'on en ai dit, les expériences de Kirk,
de Kells, de Black et, plus récemment, celles du biologiste allemand
Roeser, ont prouvé que cet acide lactique a une action directe de
défense contre les microbes pathogènes. Ces derniers, — et parmi
eux je citerai le *streptoccocus pyogenes, les staphylococcus aureus et
albus, le bacillus gingivæ pyogenes,* le micrococcus tetragenes, le
bacille de Loëffler, le bacille de Koch, le coli-bacille, le pneumocoque,
le streptococcus plicatilis, etc., — trouvent dans la cavité buccale les
conditions de température, d'humidité et de réactions chimiques
favorables à leur vie et à leur prolifération. Ils envahissent la bouche,
y sont des agents de putréfaction. Ils peuvent à volonté pénétrer dans
les voies digestives ou pulmonaires et y produire les plus grands
désordres ; ils guettent en un mot, dans la bouche, l'occasion propice
pour frapper et infecter une région quelconque de l'économie ; néan-
moins, en attendant, ils secrètent des toxines qui seraient susceptibles
de produire toute sorte de troubles si, de leur côté, les microbes
saprophytes ne venaient neutraliser ces toxines par l'acide lactique
résultant de la transformation faite à leur faveur, des sucs hydrocar-
bonés. Jusqu'ici tout est bien et tout serait pour le mieux s'il n'y avait
pas le revers de la médaille. Pour que la salive soit microbicide, il
faut que l'acide lactique y soit contenu dans la proportion de 75 %
(Kirk, Bags). Or, à ce dosage, la salive devient un danger pour l'esto-
mac et la présence d'une telle quantité d'acide lactique devient un
état pathologique grave. Dans les conditions normales de la vie, dans
l'état de bonne santé intégrale, la salive vient neutraliser cette quantité
d'acide lactique, mais dans les états pathologiques, cette neutralisation se fait partiellement ou ne se fait pas du tout. Ajoutons qu'à côté
de cette fermentation lactique, nous avons des fermentations acéti-
ques, butyriques, etc., qui toutes sont dues à des microbes. Le
résultat de ces réactions chimiques résultant des efforts faits par
l'élément défensif (microbes saprophytes) pour neutraliser l'effet
acide néfaste de l'élément offensif (microbes pathogènes) est la précipitation plus ou moins rapide et importante des sels de chaux contenus
dans la salive, précipitation qui sera souillée de microbes et constituera
le tartre. Quand le milieu buccal subira, par exemple, dans son chimisme,
les modifications que lui apporte l'arthritisme. nous verrons cette
quantité de précipité augmenter ; nous constaterons également une
augmentation dans les pyrexies ou les troubles trop phonoreutiques
du diabète où les secrétions buccales sont diminuées ; la neutralisation
des acides produits dans la bouche par les fermentations bactériennes
n'est qu'imparfaitement accomplie par la petite quantité de salive qui
coule encore (Rappin). Oui, la salive normale a des propriétés
chimiotactiques indéniables qui se résument dans le fait que, mélangée

dans la bouche aux produits solubres de bactéries que celle-ci renferme, elle provoque un diapédèse intense à la surface des plaies qu'elle baigne et qui sont si fréquentes dans la bouche. Et l'on peut établir comme une loi immuable *que toutes les fois que la salive s'altère, la virulence des microbes augmente* pour bientôt atteindre un maximum d'intensité tel que des manifestations de tous ordres surgissent sur la muqueuse buccale. Mais qu'on ne vienne pas nier, après les admirables études bactériologiques de Galippe, que la précipitation tartrique soit une œuvre microbienne. Galippe a apporté la preuve définitive et irréfutable de l'intervention bactérienne dans la formation de toutes les concrétions calculeuses que l'on rencontre dans l'organisme et je renvoie les incrédules à la compulsion de cette œuvre admirable de Galippe. C'est à ces microbes que nous devons le tartre ; ils y sont eux-mêmes mêlés aux sels terreux, aux sels de chaux de toute nature dont ils favorisent la précipitation, formant ainsi avec le mucus buccal une bouillie féconde en agents pathogènes ; c'est le tartre plus ou moins dur qui forme un des principaux agents d'infection de ce sillon alvéolo-dentaire, puisque c'est à son niveau qu'il se dépose le plus facilement. Ajoutez à cela l'influence de l'introduction dans la bouche d'aliments, tels que lait, vin, fruits acides ou sucrés, sucre, etc., ou encore de médicaments qui deviennent euxmêmes autant d'agents de fermentations diverses, et vous aurez une idée de la culpabilité microbienne dans l'étiologie de la pyorrhée alvéolaire ; la voilà, je crois, suffisamment établie.

Processus histologique

La théorie chimico-parasitaire explique très bien l'histologie de la pyorrhée alvéolaire, et, c'est à la faveur de *réactions ostéoclastiques et ostéoblastiques* que se constituent les modifications histologiques que nous allons étudier. D'une part, nous savons le coefficient imposant de responsabilité que nous devons laisser, dans l'étiologie de la pyorrhée, à l'invasion des microbes, à leurs secrétions, à leur action destructrice, à leur influence modificatrice du chimisme salivaire ; d'autre part, l'action du tartre résultant des précipités de sels de chaux dûs à la variation chimique du milieu buccal est un fait acquis. Restent les réactions organiques favorisées par la constitution histologique même de la dent et sa richesse minérale. Et, en effet, la présence d'un excès de phosphocarbonates de chaux prédispose déjà à la modification des tissus dentaires par suite d'une minéralisation précoce et excessive ; la dent est trop richement minéralisée et contient, par suite, moins de matières organiques. Sans doute, elle sera, du fait de sa constitution presque exclusivement minérale, moins prédisposée à la carie, mais cette minéralisation exubérante aura une influence néfaste sur le développement, la nutrition et la vitalité des tissus dentaires et du ligament alvéolaire. Celui-ci essaiera de réagir contre l'envahissement des cristallisations phosphocarbonatés, sa nutrition en souffrira ; en conséquence : il sera placé dans un état de moindre résistance à l'infection et au moindre décollement de la gencive, l'invasion microbienne se fera et s'installera en maîtresse dans l'articulation alvéolo-dentaire.

C'est à cette période que la défense s'organisera et que nous verrons d'un côté, par une *réaction ostéoclastique*, le rebord alvéolo-dentaire se raréfier et disparaître peu à peu ; cette réaction accuse nettement la prépondérance du travail destructeur des microbes et des leucocytes migrateurs émanant de l'os maxillaire et du ligament ; elle se produit comme toutes les réactions qui aboutissent à l'ostéite raréfiante ; elle nous est connue et nous ne nous y arrêterons pas davantage.

La *réaction ostéoblastique*,concommittante à laquelle la pulpe donne lieu est beaucoup plus intéressante, et nos connaissances actuelles de micrographie nous permettent de la décrire avec précision. Dès le début de l'affection, alors que la pulpe ne souffre pas, en vertu de la minéralisation précoce et excessive de la dent, les ostéoblastes irrités favorisent la production de dentine secondaire qui oblitère les canalicules de Tomes et forme une sorte de revêtement sur les parois de cavité pulpaire, qui se trouve ainsi rétrécie. La pulpe se comprime et commence à souffrir ; puis la réaction s'accentuant, elle meurt et se nécrose. A la place de ce tissu nécrotique, un nouveau tissu prend naissance et commence à se développer dans les canaux pulpaires dans lesquels sont restés quelques éléments de la vie ; c'est un tissu conjonctif, lâche, tendre, qui se distingue du tissu normal de la pulpe par l'absence d'une couche d'ostéoblastes. Pendant ce temps, le même travail s'opère dans le cément et sur les parois du canal radiculaire, où il y a néoformation de cellules ostéoides d'origine périostique. Ces éléments cellulaires finissent par s'ossifier plus ou moins complètement, oblitérant en totalité ou en partie le canal radiculaire. Ceci vient de ce que, dans la pyorrhée, il y a granulation du périoste et Romer a étudié tout particulièrement la migration de ces granulations pénétrant à travers le foramen apical dans le canal radiculaire. En réalité, je ne pourrai trop préciser sur l'étiologie et les épiphénomèmes de cette ostéite hypertrophiante du canal radiculaire et de la chambre pulpaire ; mais je puis avancer avec certitude, que, d'un côté, les réactions ostéoclastiques, ostéoblastiques et organiques ; de l'autre, les irritations périostiques y jouent un rôle de la plus haute importante. Et, je suis, quant à moi, persuadé que la gangrène sèche de la pulpe et l'oblitération de la chambre pulpaire ne sont que le

résultat de strangulation des vaisseaux sanguins de l'apex, par suite
de la formation de cellules géantes et d'ostéoclastes et de la prolifération de cellules ostéoïdes intra-radiculaires, prolifération toujours
plus intense autour de l'orifice apical. Et, en effet, si nous examinons
une coupe microscopique, d'une dent morte par périostite pyorrhéique, nous remarquons que les cellules pulpaires ont été rempla-
cées par de multiples cellules géantes, de consistance solide et que
l'espace intercellulaire est occupée dans toute l'étendue de la chambre
pulpaire et du canal radiculaire par du tissu conjonctif néoformé.
Est-ce à dire que, seules, les réactions ostéoclastiques, ostéoblastiques et organiques sont cause de cette transformation profonde ?
Non ! la prolifération bactérienne victorieuse, organisant tout à la fois
la précipitation des sels de chaux, la surminéralisation et l'infection,
est la cause primordiale, nécessaire, alsolue qui génère toutes ces
réactions, produisant à la fois l'atrophie de l'os, la mort des dents et
leur élimination systématique.

Processus anatomo-pathologique

Si. de son côté, la texture histologique de la dent et le milieu buccal sont bien favorables à la formation de la pyorrhée, d'un autre
côté, la configuration anatomique des mâchoires semble avoir été
imaginée tout spécialement pour être le terrain d'élection de l'infection bactérienne. En effet, la région gingivo-dentaire est admirable-
ment constituée pour servir de réceptacle aux débris alimentaires qui
y produisent des fermentations et de l'infection. Tout point d'insertion de l'anneau circulaire de Koelliker au collet de la dent forme
avec les mêmes points d'insertion des dents voisines, un sillon lon-
gitudinal, continu, que nous retrouvons aux deux mâchoires, en
dehors et en dedans ; ces sillons ne sont interrompus entre chaque
dent que par un sillon transversal, interstitiel, et la réunion de ces
deux sillons ainsi que les sillons eux-mêmes constituent avec les parois des dents, des cavités dans lesquelles la langue vient pousser les
débris alimentaires, sur les parois desquelles les précipités de sels de
chaux trouveront des points d'attache sérieux et se déposeront en
progressant toujours vers le collet de la dent, forçant ainsi l'anneau
ligamenteux à se décoller de la dent et à ouvrir à l'invasion bacillaire
l'arthro gomphose dentaire.
D'autre part, la vitalité du périodonte est directement proportion-
nelle à la vascularisation, l'innervation et la minéralisation de la dent.
Plus la dent sera riche en matières organiques, et par conséquent,
pauvre en sels minéraux, plus le ligament alvéolaire sera vigoureux ;
plus, au contraire, la dent sera pauvre en matières organiques et

riche eu sels minéraux, plus le ligament sera faible et prédisposé aux phlogoses. Et, comme je l'expliquai tout à l'heure, au point de vue histologique, la minéralisation excessive et désordonnée est cause de la calcification périphérique qui amène peu à peu la mort de la pulpe ; la même suite d'accidents atteint le périodonte dont les vaisseaux sont communs à la pulpe, au cément et à l'ivoire (Aguilhon de Sarran). Le périoste réagit un certain temps, se granule sous l'influence de périostites légères, mais finit par succomber à la surcalcification artério-scléreuse qui obture ou étrangle ses artérioles. Au fur et à mesure de la disparition du périoste, le rebord alvéolaire manquant de nutrition, s'atrophie pour disparaître à son tour ; nous avons donc la succession et la simultanéité des lésions suivantes : *Pour la dent :* nécrose pulpaire et changement de texture de l'ivoire, oblitération des canalicules de Tomes et du canal radiculaire, tous phénomènes dus au retrécissement du calibre de l'artère dentaire primitive, c'est-à-dire à l'*athérome apical.*

Pour le périoste, mort par artério-sclérose et anutrition.

Pour le procès alvéolaire, résorption par anutrition.

Mais, encore une fois, tous ces accidents ne se succèdent pas suivant une gradation ascendante, ils se produisent ensemble, étant les uns et les autres intimement liés par leur évolution même.

En résumé, le processus anatomo-pathologique de la pyorrhée est constitué par quatre faits bien distincts :

1º Atrophie progressive du ligament alvéolaire,

2º Résorption du procès alvéolaire.

3º Mort de la dent par minéralisation excessive et atrepsie.

4º Expulsion de là dent qui, du fait même de sa mort, est transformée en corps étranger, et obéit à la loi des séquestres, en s'éliminant de l'organisme.

Mais il ne faut pas oublier que le fait essentiel, principal, et causal au premier chef, c'est l'*atrophie du ligament* ; les trois autres n'en sont que les aboutissants subséquents.

Le Pus pyorrhéique

Lorsqu'on le fait sourdre au niveau du collet des dents, par une pression de la pulpe du doigt, le pus pyorrhéique se présente sous l'aspect d'un liquide blanc jaunâtre, de consistance crémeuse, d'ailleurs variable dans son expression liquide suivant les sujets, les origines de la maladie, les soins hygiéniques journaliers et l'ancienneté de la pyorrhée. Ce pus est formé d'un mélange de salive et de mucus concrété de sang.

Au point de vue chimique, comme dans la plupart des pus d'origine

stomatique, le pus pyorrhéique est constitué par de la sérine, de la
globuline, de la nucléo-albumine et renferme en outre une certaine
quantité de sels de chaux : urates, oxalates, glycocolates ; enfin il
contient des ptomaïnes.

A l'examen bactériologique, on y rencontre des leucocytes mono ou
polynucléaires, éosinophiles, des lymphocites, des cellules rondes
conjonctives et des éléments épithéliaux d'origine périostique ou
gingivale ayant subi des dégénérescences complexes, granulo-grais-
seuses ou scléreuses ; on y trouve également des hématies et une
grande quantité de microbes. Parmi ces derniers, figurent la plupart
des microbes qui vivent à l'état normal dans la bouche ; il y a aussi
des *bactéries chromogènes* en quantité variable, des *staphylococcus
pyogenes aureus, des streptococcus pyogenes aureus et albus*, etc. Il
n'y a pas à vraiment parler de bactéries spéciales à la pyorrhée alvéolaire. Je me permettrai cependant de citer le résultat de quelques
recherches personnelles. A l'examen microscopique, sur cent prélève-
ments de pus pyorrhéiques faits sur des sujets différents à des périodes
d'état plus ou moins avancées de la maladie, j'ai trouvé dans 98 cas,
en dehors des streptococcus et staphylococcus, une proportion notable, mais variable, de *micrococcus tetragenes* ; j'en ai obtenu des
cultures très virulentes qui m'ont servi à faire des expériences d'inoculation sur des cobayes ; j'y reviendrai tout-à-l'heure en exposant
ma méthode de traitement ; mais j'ai trouvé en même temps que le
micrococcus tetagenes un microbe de la forme coccus, analogue au
tetragene comme éléments de formation, mais dont les cocci au lieu
d'être groupés en carré, par quatre, se trouvent groupés en quinconce,
par cinq, ou en triangle, par trois. Pour moi, et jusqu'à plus ample
étude, ces formes microbiennes sont des hybrides du tetragenes ; mais
je crois que je suis le premier à les signaler, car je n'en trouve trace
dans aucun auteur. Je suis d'ailleurs arrivé à les isoler, j'en ai obtenu
des cultures, mais je n'ai pas eu de résultats bien nets à l'inoculation
sur des cobayes et des lapins, je n'ai obtenu qu'un léger ulcère au
point d'inoculation avec escarre qui s'élimine après dix jours ; sur la
souris blanche qui est un sujet de choix pour l'inoculation de tetragenes, mes inoculations ainsi que celles d'un de mes confrères,
M. Séguin, ont échoué. Il y a là, sans nul doute, une question de
terrain ; mais si je fais une culture commune de tetragenes et de ses
hybrides, *j'obtiens en retour des cultures beaucoup plus virulentes
que les cultures de tetragenes seul* et mes inoculations sur le cobaye
et la souris blanche amènent la mort en vingt-quatre heures avec
hyperémie au point d'inoculation suivie d'escarre sèche ou purulente
suivant la virulence des cultures. Sur le lapin, qui est beaucoup plus
réfractaire, j'ai obtenu quelques pustules au point d'inoculation et
une sorte d'enduit saburral sur la langue et le museau. Le lapin ino-

-culé se remet d'ailleurs au bout de quelques jours. Y a-t-il entre cet accident buccal et la pyorrhée une corrélation quelconque ? Ces hybrides de tretagenes sont-elles spéciales à la pyorrhée ? Sont-elles les bacteries, principal auteur de cette maladie ? Tels sont les points d'interrogation que je me pose et auxquels je n'ose répondre ; mais je poursuis des essais et j'espère trouver le mot de l'énigme. Un fait curieux à signaler, c'est que les cocci sont encapsulés dans le sang et le pus et qu'ils cessent de l'être dans les cultures. A quoi tient cette anomalie ? C'est ce que mes expériences mettront sans doute en lumière dans un avenir prochain.

Symptomatologie

Le début de la pyorrhée est sournois, insidieux et n'entraine avec lui aucun trouble fonctionnel appréciable. Le praticien en fait souvent le diagnostic chez des malades qui sont loin de soupçonner qu'ils sont atteints de cette affection et qui sont venus lui demander son concours pour tout autre chose. Depuis quelques mois, le patient a bien ressenti de ci, de là, une sorte d'agacement dans quelques dents, mais il n'y pas fait attention, ou bien encore, pour se soulager et faire disparaitre cet agacement, il aura « *fourgonné* » avec un cure-dents ou une épingle, blessant la gencive et la faisant saigner. La décongestion momentanée semble amener une détente et un soulagement ; et, c'est précisément pour cela, que le malade, croyant bien faire, abusera du cure-dents et activera ainsi l'évolution de la pyorrhée. L'agacement s'exaspère peu à peu et la maladie se dessine plus nettement ; la mastication devient indécise et certaines dents semblent se refuser à l'effort : le malade incriminé une dent qu'il croit cariée. La dent accusée n'est nullement atteinte de carie, mais elle est légèrement mobile, allongée ět donne au patient la sensation flexible d'une boule de caoutchouc. Autour du collet de certaines dents la gencive présente un liseré rougeâtre, elle semble décollée de la dent, les festons gingivaux interstitiels sont affaissés ; l'attention du malade commence à s'éveiller ; il masse ses gencives cherchant ainsi un soulagement passager ; un beau jour, pendant ce massage, il aperçoit une goutelette de pus qui vient sourdre au collet de la dent ; c'est seulement alors qu'il s'effraie et vient nous consulter.

S'il attend encore, la suppuration devient plus abondante ; le bord libre de la gencive se tuméfie et devient fongueux, il se forme bientôt dans le fond du sillon gingivo-cementaire des culs-de-sac fistuleux, sorte de réservoirs de salive infectée, de tartre mou et de pus. Dans les molaires supérieures, il arrive fréquemment que ce pus, ne pouvant se créer une issue au niveau du collet, forme une véritable phlyctène, collection assez analogue aux abcès collectés consécutifs aux 4 degrés compliqués de périostite.

La tartre s'accumule de plus en plus, car la mastication est devenue pénible ou impossible ; les soins de nettoyage quotidien ne peuvent se faire ; ce tartre est mou sur la couronne, dur au collet et sous la gencive décollée où il se dépose en formant sur la racine des concrétions noirâtres, rugueuses, résistantes, fortement adhérentes et comme incrustées dans les moindres sinuosités cémentaires.

La pyorrhée, limitée à quelques dents, gagne les dents voisines ; le procès alvéolaire se résorbe, principalement sur la surface labiale, ainsi que le prouve l'exploration sous-gingivale à l'aide de la sonde. Les dents atteintes sont déchaussées, décolorées, mobiles, recouvertes d'une plus ou moins épaisse couche de tartre de dureté variable ; les gencives sont fongueuses, décollées, turgescentes et facilement saignantes.

Puis l'affection se généralise, la résorption alvéolaire s'accentue, entraînant avec elle un retrait de la gencive ; l'haleine devient fétide, vireuse, chaude. Le malade nous apporte plusieurs dents en nous disant qu'il trouve étrange que *ses dents tombent sans être gâtées ;* il les *cueille* lui-même lorsqu'elles deviennent une gêne ou une cause de douleur pendant la mastication. Les dents restantes sont allongées, dénudées ou mortifiées ; très mobiles, soulevées par le pus, elles chancellent les unes sur les autres et sont de longueur différente, les gencives sont déchiquetées et fongueuses et au pied de chaque dent se multiplient les clapiers, réceptacles de pus. Les douleurs sont plus définies, la névralgie est la règle, mais une névralgie sourde, latente ; les ganglions sous-maxillaires sont souvent engorgés et roulent sous le doigt. Chez certains sujets, il y a asialie, chez d'autres, ptyalisme ; ces derniers sont plus nombreux, mais je crois que la diminution ou l'augmentation de la quantité de salive est plutôt due à l'état général du sujet.

Dans les formes exceptionnellement graves et rapides, la formation de pus se signale par une élévation de température, et on ne saurait en l'espèce, trop encourager l'emploi par le dentiste du thermomètre clinique.

Le processus est chronique et très lent ; la maladie évolue en plusieurs années et ce n'est qu'au bout d'une période assez longue, variable d'ailleurs avec les causes et les individus, que les accidents atteignent leur summum d'intensité et de résultats.

Contagion

La contagion de la pyorrhée, contagion dans la même bouche d'une dent malade à une dent voisine saine, ne saurait être mise en doute.

Mais la pyorrhée est-elle contagieuse et transmissible d'un sujet à l'autre ? Telle est la question qu'ont posée un certain nombre d'auteurs sans la résoudre. Pour moi, je le déclare nettement : *Oui, la pyorrhée alvéolaire est contagieuse,* mais seulement s'il y a relation directe entre le sujet malade et le sujet sain : cohabitation, baisers, objets ayant servi à un pyorrhéique, etc. Et je m'appuie pour être ainsi affirmatif sur ce fait que j'ai vu dans ma clientèle de nombreux ménages atteints de pyorrhée. Or, j'avais, avant leur mariage, soigné séparément les deux époux : un seul, l'homme de préférence, présentait de la pyorrhée et ils me reviennent au bout de quelques années d'union l'un et l'autre en pleine évolution de pyorrhée. De nombreux confrères à qui j'ai cité le fait, m'ont déclaré avoir fait des observations analogues. Et d'ailleurs l'origine bactérienne de la pyorrhée a elle seule légitime cette façon de voir.

Diagnostic

Les signes suivants : névralgie latente, décoloration des dents, hyperthermie gingivale, adénopathie, constituent un syndrome sympathique de la pyorrhée. La recherche de ces symptômes n'est pas sans difficulté. Il faut un œil exercé pour apprécier les nuances de décoloration, un tact aiguisé pour percevoir les différences de température ; la recherche de la névralgie latente exige une grande habitude ; enfin, ce n'est que par un interrogatoire adroit, minutieux, varié, impartial, que le praticien sollicitera sans les forcer les souvenirs souvent hésitants, imprécis de son malade. Et quand bien même tous ces signes seraient réalisés, ils seraient insuffisants pour l'établissement du diagnostic pyorrhée ; seuls l'hypérémie de la gencive, l'ébranlement des dents et la présence du pus sont des signes décisifs et perceptibles dès leur début par un praticien observateur.

Malheureusement, ce n'est trop souvent que lorsque ces phénomènes existent depuis longtemps que le malade se décide à venir nous demander nos soins. Or, quand ces signes frappent l'attention des malades eux-mêmes, la maladie est déjà constituée depuis de longs mois, souvent plusieurs années ; elle est en pleine période d'état, et les lésions sont déjà considérables, quelquefois irrémédiables. C'est le praticien seul qui est à même d'apprécier les lésions pyorrhéiques à leur début, et, c'est lui qui doit signaler au patient le mal désastreux avant qu'il ait commencé ses ravages

La pyorrhée, ainsi que l'a établi Ferrier, se révèle à son début par un décollement du bord gingival dans les intertices contigus de la dent malade bien avant que le décollement ne se manifeste sur la face labio-jugale de la gencive ou sur sa face linguale ; il se produit aussi chez des sujets relativement jeunes, 25 à 30 ans, et c'est un signe infaillible de la redoutable affection qui abattra leurs dents entre 40 et 50 ans.

C'est à ce moment seulement que le diagnostic est important, car un traitement énergique fera facilement avorter l'affection d'une façon absolue.

Mais lorsqu'il vient nous consulter, le malade ignore totalement la maladie qui le menace ; il nous dit bien que ses gencives saignent lors des brossages, qu'il a de temps en temps des inquiétudes, des agacements gingivaux ; c'est alors que la perspicacité du dentiste sera mise à contribution.

Dans la forme aigüe, une seule dent est souvent prise : le malade nous accuse une douleur irradiée à la région auriculaire ou temporale, qui augmente sous l'influence des impressions thermiques, de la percussion ou de la compression.

Dans la forme chronique, plusieurs ou toutes les dents sont prises. Plusieurs dents sont-elles atteintes, si l'affection est *d'origine pathologique*, ce seront de préférence les incisives inférieures ; si, au contraire, elle est *d'origine diathésique* (et particulièrement chez les rhumatisants à poussées subaiguës et fréquentes), ce seront les molaires, les petites molaires et les canines de droite et de gauche, simultanément, chacune à chacune et d'une façon symétrique ; les autres dents se prennent ensuite de proche en proche par contamination septicémique.

Si elle est *d'origine traumatique*, elle débute par n'importe quelle dent, car seules les dents traumatisées sont affectées.

D'ailleurs, disons, pour la précision du diagnostic, que le processus pathologique de la pyorrhée caractérisé par les deux symptômes : disparition du procès alvéolaire, ébranlement et chute des dents, n'a de valeur qu'autant que le sujet est jeune et qu'il s'accompagne de douleur, suppuration, etc. Il faut qu'il soit associé à un état morbide plus ou moins grave ou à une diathèse, car il ne faut pas oublier que les dents s'ébranlent et tombent dans la vieillesse par un processus analogue : la résorption des gencives et du procès alvéolaire. Certains sujets, sous l'influence d'une tare héréditaire ou d'une diathèse dont les manifestations sont très bruyantes, sont atteints assez prématurément ; on voit, en effet, certaines personnes n'ayant pas encore dépassé la quarantaine qui présentent des symptômes très évidents d'ébranlement et de chute des dents sans que les phénomènes suppuration et douleur existent (certains auteurs ont décrit cette variété de pyorrhée sous le nom de *périondotite sèche*) ; c'est une indication de vieillesse précoce qui doit provenir du tempérament général ou diathésique du sujet.

Mais, s'il existe des images symptomatiques analogue entre ces deux pyorrhées, l'une *sèche* et l'autre *suppurée*, il y a des différences qui n'échappent pas à un observateur averti : dans la *périodontite sèche*, la hauteur du bord alvéolaire est presque nulle, d'où impossibilité de la formation d'un clapier ; dans la *pyorrhée ordinaire*, au contraire, la résorption alvéolaire n'amène pas avec elle un retrait général de la mâchoire, et le corps de l'os conserve toute sa hauteur ; l'alvéole proprement dite ne disparaît complètement qu'après la chute de la dent ; mais alors que celle-ci est fortement mobilisée et que l'extraction s'impose par suite des douleurs qu'elle cause, il s'est formé sur le bord de cette alvéole, incomplètement résorbée, une sorte de cloaque purulent et sanieux.

Enfin, il ne faut pas oublier non plus que la pyorrhée se développe plus facilement chez le diabétique ; je ne veux pas dire par là qu'elle soit un signe certain de diabète, mais le terrain diabétique est plus propice à la manifestation arthro-dentaire et l'on aura bien plus souvent l'occasion de constater la pyorrhée dans le cours d'un diabète confirmé que de faire la diagnostic du diabète au début de la pyorrhée.

Pronostic

Abandonnée à elle-même, sans traitement, la pyorrhée a pour conséquence la chute totale des dents en 2 ou 3 années ; mais il va de soi que durant tout ce temps-là, la mastication, pénible, douloureuse, absolument insuffisante ne laisse pas de porter un grave préjudice à la santé générale du malade. J'ai remarqué en clientèle, bien des malades atteints de troubles gastriques graves qui disparaissent avec la guérison de la pyorrhée alvéolaire.

On comprendra aisément les complications dues à l'infection produite par le pus pyorrhéique ingéré avec la salive dans les entérites, les fièvres typhoïdes, les pneumonies et les maladies consomptives en général où la pyorrhée concommittante a une influence singulièrement aggravante.

La pyorrhée est de pronostic grave dans l'albuminerie au même degré que l'affection qu'elle vient compliquer.

Chez les cachectiques, les syphilitiques, les anémiques ou les individus en puissance de diathèse, des complications locales et éloignées peuvent survenir : accidents osseux, amygdalites, adénites, pyohémie généralisée (Dubois).

On reconnaît en outre aujourd'hui que la pyorrhée est l'un des principaux facteurs d'un grand nombre d'états pathologiques plus ou moins graves, et l'infection buccale qu'elle détermine est admise par beaucoup de médecins, comme cause de migraines, de certaines gastrites, d'entérite et d'appendicite (Woodruff).

Traitement

Il est suffisamment établi que la pyorrhée alvéolaire procède de causes à la fois générales et locales, et il serait enfantin de s'occuper exclusivement d'un traitement local. L'analyse urologique nous démontre que la pyorrhée existe assez souvent chez les sujets hypoacides, et non uniquement chez les hyperacides comme beaucoup d'auteurs l'ont prétendu ; et elle a cette aggravation exceptionnelle chez les hypoacides, que les oxalates de chaux, les carbonophosphates alcalino-terreux s'éliminent d'une façon encore plus défectueuse : ils restent insolubles, parce que dans un milieu peu acide, ils rentrent dans le courant circulatoire à l'état de sel minéral, encrassent et cristallisent sur les parois artérielles, obstruent les capillaires, entraînent en un mot la stase sanguine et tout son cortège d'accidents.

Nous connaissons, d'autre part, l'influence prédisposante des diathèses et nous devrons, avant de prescrire tout traitement, rechercher les traces de goutte, diabète, albumine, rhumatisme, etc. ; établir un diagnostic sérieux de toutes les maladies qui créent un *locus minoris resistentiæ*, comme l'anémie, la chlorose, les trophonévroses, le tabes, la syphilis. Il faut tenir compte des troubles circulatoires, vices du cœur, artério-sclérose, ectasie, emphysème pulmonaire. Ce n'est qu'une fois ces points éclaircis que nous pourrons traiter avec chance de succès. Ces facteurs étiologiques sont tellement importants qu'il ne faut pas les négliger et, qui s'écarte de cette ligne de conduite, est bientôt contraint d'y revenir devant la chronicité désespérante de l'affection mal combattue.

La première chose à faire sera donc l'*analyse des urines* qui nous permettra souvent d'établir l'origine réelle de l'affection. Par cette analyse urologique, nous connaîtrons l'élimination défectueuse des sels de chaux, des urates, la surproduction d'acide urique : symptômes caractéristiques de l'arthrite ; nous saurons ainsi à quoi est due la stase sanguine et le sclérose des tissus. Cette analyse décèlera également la présence d'une quantité anormale de sucre dans la dyscrasie diabétique, d'albumine chez les albuminuriques, etc. Elle nous révèlera enfin les conditions héréditaires du sujet et, suivant le résultat qu'elle nous aura donné, nous devrons soumettre le malade à un examen médical sérieux. Le praticien oublie toujours trop que les troubles métaboliques, diathésiques ou pathologiques, lorsqu'ils se prolongent, déterminent des changements dans les centres vaso-moteurs qui provoquent la suppuration et la mort des tissus. Il faudra combattre les diathèses et les maladies prédisposantes selon toutes les ressources de l'art et prescrire un traitement tonique rationnel dans toutes les maladies qui diminuent la vitalité de l'individu. Dans les cas graves, on recommandera le repos au grand air et une alimentation reconstituante ; on prescrira de l'acide phosphorique, des phosphates, du salicylate de soude, suivant les indications fournies par l'analyse urologique ; on stimulera les fonctions de l'intestin, des reins et de la peau pour favoriser l'élimination des toxines ingérées avec la salive. Ce n'est seulement qu'après avoir institué ce traitement qu'on pourra avoir raison de l'affection par un traitement local. En quoi consistera ce traitement ?

La réponse est d'autant plus difficile qu'on peut dire que tous les nombreux auteurs, ou à peu près, qui ont étudié la maladie, ont prescrit une méthode qui leur était propre ; et cependant l'affection n'est pas encore vaincue ! Une énumération complète de tous ces modes de traitement m'entrainerait dans des longueurs fastidieuses et inutiles. Toutefois, comme je vais critiquer tout à l'heure diverses thérapeutiques en vogue et conclure sur leurs valeurs réelles, je dois citer les divers traitements braqués actuellement sur la pyorrhée alvéolaire.

Pour les uns, c'est l'acide chromique portée en dilution jusqu'au fond des alvéoles malades ; pour les autres, c'est l'acide sulfurique de Nord'hausen, les solutions de nitrate d'argent, l'acide lactique, etc. Le Dr Kritchewsky propose le fluoram. Les Drs Frey et de Névrezé n'admettent que les ferments lactiques solides et solubles appliqués localement aux points infectés : ils ont constaté l'antagonisme entre le polymicrobisme lactique de la carie et celui de la pyorrhée, et ils ont eu l'idée d'opposer aux microbes pathogènes de la bouche des microbes capables de proliférer dans la bouche tout en étant inoffensifs pour les dents, ce dont je doute.... et pour cause. Malgré tout, j'associe assez fréquemment, comme régime prophylactique, cette méthode à la mienne. D'autres encore parlent de faire la pulpectomie des dents dont l'articulation est atteinte, parce que, disent-ils, la dévitalisation de ces dents entraine des modifications dans la circulation alvéolo-dentaire qui a un résultat heureux sur l'évolution de la pyorrhée (?). Je me permets de poser un point d'interrogation, car je ne veux ni pontifier, ni être désobligeant pour personne ; mais que ceux-ci me permettent cependant de dire *qu'ils aboutissent ainsi plus rapidement que par la pyorrhée à la mort de la dent et à son expulsion consécutive.* D'autres enfin, et, parmi eux Bonvill et Loriot, corrigent l'articulation défectueuse : je suis de leur côté. Tous, ou à peu près, recommandent le curettage des articulations intra-alvéolaires malades, avec des instruments très fins jusqu'à destruction de la moindre parcelle de tartre ; à ces derniers je souhaite beaucoup de plaisir, mais je crois qu'ils font fausse route et je tâcherai de le prouver tout à l'heure.

Je dois réserver un mot aimable pour Fleischmann qui préconise le massage qui améliore la circulation périphérique, et je suis absolument convaincu de l'excellence du procédé ; mais il faut bien avoir soin de *ne pratiquer ce massage qu'une fois la suppuration tarie, si l'on ne veut pas s'exposer au contraire à aggraver le mal en refoulant le pus pyorrhéique dans les articulations voisines qu'on contaminera ou dans l'épaisseur des gencives.*

Enfin, il est certain que l'une des causes que nous aurons le plus souvent à combattre sera le port de dentiers défectueux. Il ne faut pas hésiter à refaire la pièce de prothèse coupable ; il faudra la faire précise, *sur empreinte prise au plâtre*, afin qu'elle puisse tenir sans crochets, si possible, et sans succion. Nous éviterons ainsi toute cause d'irritation, d'abrasion mécanique ou de traumatismes qui prédisposent à la pyorrhée.

Voilà quelles sont, à l'heure actuelle, les principales mesures thérapeutiques proposées pour le traitement local, mesures généralement impuissantes, très discutées, très controversées, sans qu'un traitement efficace soit nettement établi et qu'une solution sérieuse ait définitivement consacré la guérison.

De quelque côté qu'on aborde le problème du traitement local de la pyorrhée, on aboutit infailliblement à ce fait qu'il faut détruire l'état microbien et suppuratif des alvéoles, corriger le ralentissement de nutrition des tissus en produisant une suractivité phagocytaire ; augmenter l'indice de destruction des leucocytes, en un mot, réorganiser l'armée de défense un instant mise en déroute par l'infection et assurer son triomphe définitif. Pour arriver à ce résultat, et vaincre cette affection si redoutable de conséquences, je me suis adressé aux courants de haute fréquence dans deux de leurs expressions physiques : l'effluve et l'étincelle. Alors que l'étincelle ne nous servira que dans les cas très avancés, pour détruire les clapiers purulents, sous forme de petite conflagration, réduction de la grande conflagration que j'ai appliquée aux kystes, abcès et néoplasmes buccaux (1), les effluves, au contraire, me serviront pour les cas de toute gravité, quelque soit le degré d'ancienneté de la pyorrhée. Le pouvoir thérapeutique de ces effluves est complexe et, en dehors des propriétés curatives que j'énumérerai tout à l'heure, je me séparerai de la majorité des auteurs, en ce qui concerne la puissance réactionnelle chimique que les effluves exercent sur les corps qu'elles traversent. Alors que ces auteurs accordent aux effluves de haute fréquence des propriétés physiologiques et bactéricides, et leur refusent toute propriété chimique, je suis en mesure aujourd'hui, à la suite d'expériences nombreuses que j'ai faites,

---

(1) Voir dans le *Bulletin du Syndical des Chirurgiens-Dentistes de France* ou les *Tablettes Odontologiques* : « Emploi des courants de Haute-Fréquence pour le traitement des néoplasmes. » Communications faites au Congrès de Poitiers (20-24 juillet 1910).

de prouver, qu'à ces propriétés, on doit ajouter les *propriétés ana et cataphorétiques*, et qu'il faut, au contraire, refuser au courant continu ces propriétés. L'action cataphorétique par les courants continus est tellement problématique qu'il serait fastidieux d'énumérer ici les opinions multiples de ceux qui l'ont expérimentée, opinions qui tendent presque toutes à dire que cette action n'existe pas ; et l'analyse du sang et des sécrétions urinaires et salivaires est là pour prouver qu'ils ont raison. Au contraire, à la faveur des fréquentes périodes de ces effluves et du bombardement moléculaire qui en résulte, il se produit au niveau des tissus effluvés une *ionisation* accompagnée de réactions chimiques, décompositions et combinaisons que nous décèlent l'analyse urologique.

Les effluves de haute fréquence ont une action ionisatrice intense et pénétrante. L'effluvation alto-fréquente fait pénétrer les médicaments au travers des tissus par *un transport des ions* résultant de la décomposition de ces médicaments par toute une série de phénomènes électriques que j'englobelerai sous la dénomination d'*effluvolyse alto-fréquente*.

Pour rendre plus facile la compréhension de mon traitement, je vais d'abord dire quelques mots du matériel employé et ensuite je ferai précéder l'énoncé du traitement de quelques notions générales sur la théorie ionique.

Matériel employé

Si l'on emploie *le courant continu*, le matériel se composera :

1º D'une bobine de Rumkorff Bo (fig. 1) de 25 centimètres d'étincelle munie de :

2º Un interrupteur rotatif rapide à jet de mercure par force centrifuge, Tm ;

3º Un condensateur formé de deux bouteilles de Leyde ;

4º Un éclateur de Hertz, E (fig. 2) ;

5º Un transformateur unipolaire du Dr Gauthier, Tr (fig. 2) ;

6º Un porte-électrode du Dr Gauthier et deux électrodes, l'une métallique et l'autre à vide (fig. 3).

Si l'on dispose du courant alternatif, je conseille d'employer le « Dispositif de Haute Fréquence unipolaire intensif du Dr Gauthier. » Cet appareil réalise à lui tout seul le matériel nécessaire. Très ingénieusement conçu et très simplement construit, il se compose :

1º D'un transformateur à circuit magnétique fermé Tr (fig. 2) ;

2º D'un condensateur à plaques de verre Co ;

3º D'un éclateur en vase clos E ;

4º D'un transformateur unipolaire Tr à haute tension.

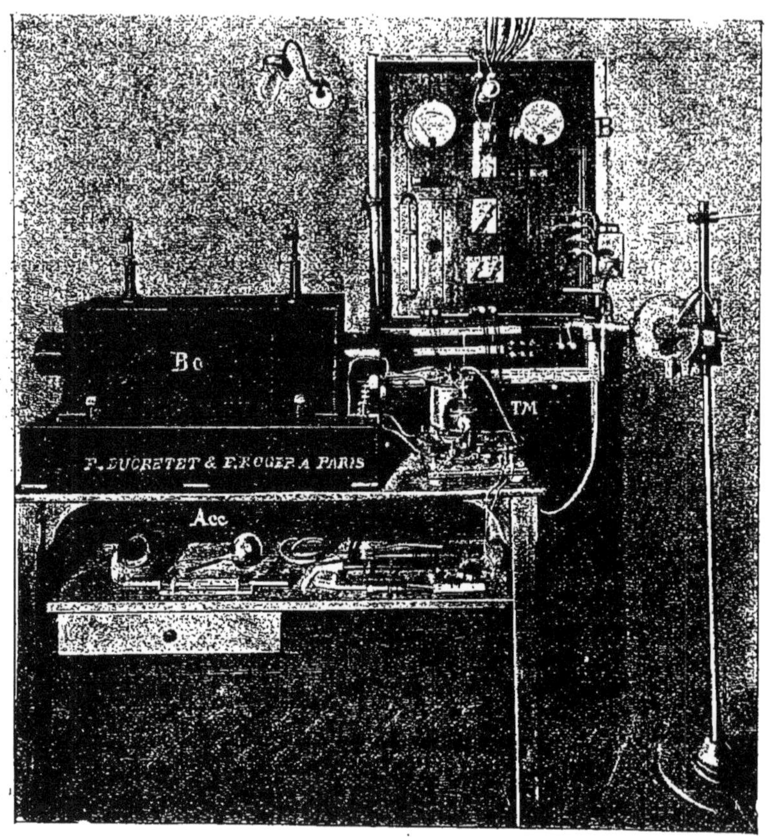

Figure 1
Dispositif de radiographie et de Haute Fréquence pour courant continu.

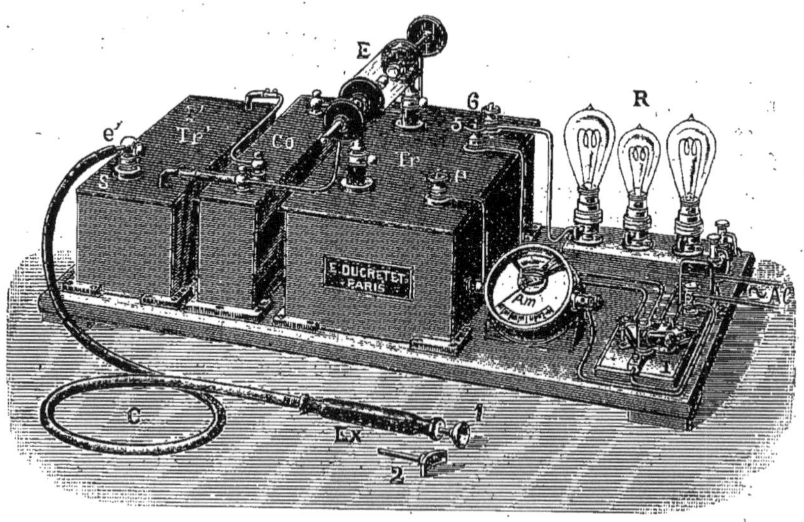

Figure 2
Dispositif de Haute-Fréquence pour courant alternatif (*Modèle du Dr Gauthier*)

Théorie Ionique

Faraday a établi que lorsqu'un corps est soumis à l'électrolyse sa molécule est, en quelque sorte, dissociée en deux fragments qui constituent les *ions*. Chacun de ces ions possède virtuellement une partie de l'énergie électrique qui a produit la dissociation, mais ces énergies électriques sont de signe contraire. Cette théorie de Faraday est assez inexacte et Swante Strennhius a établi la formuls générale de l'ionisation : *chaque fois que l'on fait une solution d'un sel, d'une base ou d'un acide, un certain nombre de molécules de l'élément dissous se partagent en deux sous-molécules appelées ions.* Dans ces solutions, le courant électrique ne passe qu'à la faveur de cette dissociation préalable, *mais il n'engendre pas les ions qui préexistent dans la solution, il les oriente seulement, dans un sens ou dans l'autre, négatif ou positif.* L'ion positif se transporte de l'anode à la cathode, c'est le *cathion*. L'ion négatif va de la cathode vers l'anode, c'est l'*anion*. Exemple : Dans une solution de chlorure d'argent, AgCl, la dissociation se fera en deux ions : l'ion Ag et l'ion Cl ; l'ion Ag se portera vers la cathode, ce sera le cathion Ag, l'ion Cl se portera vers l'anode, ce sera l'anion Cl. Au point de vue chimique, l'ion est un atome simple ou un groupe d'atomes :

Ainsi dans la décomposition du chlorure d'argent, AgCl, le cathion Ag et l'anion Cl sont monoatomiques ; dans la décomposition du sulfate de cuivre, SO^4Cu, l'anion qui constitue le groupe SO^4 est biato·mique, tandis que le cathion Cu reste monoatomique ;

Dans la décomposition de solutions complexes, telle que la solution de chlorhydrate de morphine $C^{17}H^{20}Az\,O^3Cl$, le cathion $C^{17}H^{20}AZO^3$ est polyatomique tandis que l'anion Cl demeure monoatomique.

De ce qui précède, il découle que les ions sont, en somme, une réalisation matérielle de ce que l'on appelle *les restes* dans la théorie atomique de la chimie et qu'ils ne peuvent subsister à l'état d'ion que dans les conditions électriques où ils ont pris naissance C'est, sans doute, à ces conditions qu'il faut attribuer les affinités plus énergiques des corps à l'état naissant. Instables en dehors de ces conditions, les ions reconstituent, en s'unissant entre eux, des molécules de corps simples ou composés.

L'organisme de l'individu au point de vue des liquides organiques, est soumis, sous l'influence du voltaïsme atmosphérique de haute fréquence sous lequel nous vivons. à des effluvolyses continuelles qui décomposent les molécules des sels, bases ou acides formant ces liqui·des en ion qui se transportent dans toute l'économie, assurant la vitalité et la nutrition des tissus. Mais si par des causes accidentes ou incidentes, anémie, diathèse, mauvaise élimination, hypersécretion

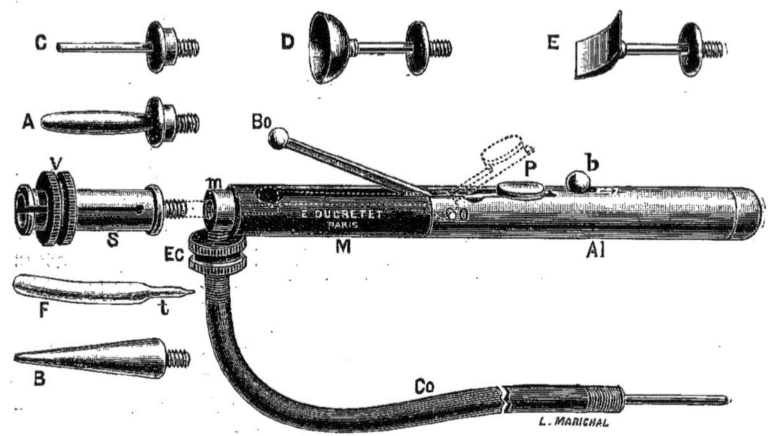

Figure 3

Porte-électrodes et électrodes métalliques.

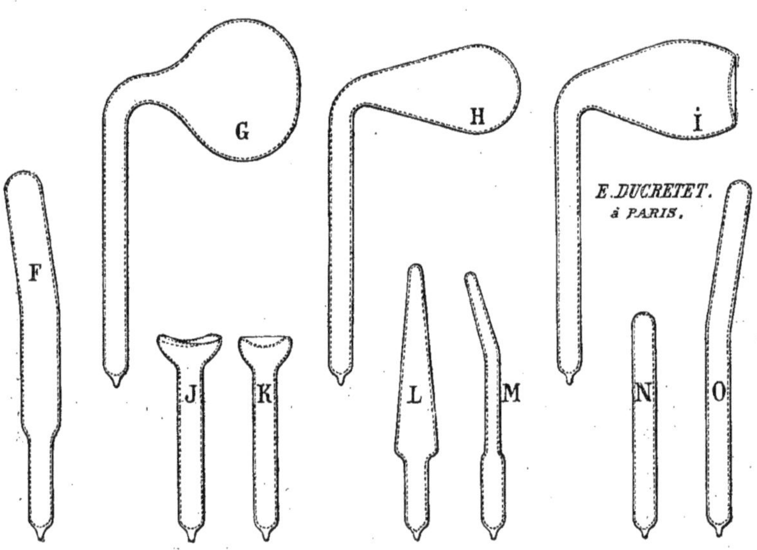

Figure 4

Électrodes à vide (tubes de Salet)

ou hyposécretion, etc., ces ionisations indispensables ne se font pas ou se font mal dans tel ou tel de ces liquides organiques, les fonctions, la nutrition, les services, en un mot, relevant de ce liquide, en souffriront et dépériront. C'est à un processus de ce genre qu'est due la pyorrhée alvéolaire, et c'est à un processus correcteur rétablissant cette ionisation des chlorures de soude, urate d'ammoniaque et de chaux, hémoglobine, etc., et faisant pénétrer, en outre, dans la masse des tissus malades les médicaments nécessaires à leur amélioration ou à leur guérison, c'est à un processus correcteur, dis-je, que constitue l'effluvation alto-fréquente, que j'aurai recours pour le traitement local de la pyorrhée alvéolaire.

Les effluves de haute fréquence rendent les muqueuses poreuses et favorisent, par cela même, la pénétration médicamenteuse ; elles produisent des modifications profondes sur l'exosmose et l'endosmose des membranes d'origine animale et, par conséquent, sur nos tissus. Appliquées au niveau des lésions pyorrhéiques concurrament avec des solutions médicamenteuses appropriées, sous l'influence effluvolitique, il se produit une action électro-chimique par suite de la transformation des tissus osseux et dentaires. Les réactions chimiques prennent naissance à la faveur du transport ionique. Ma méthode consiste à décomposer au moyen des effluves alto-fréquentes, sur la surface de l'articulation arthro-dentaire, une solution de bichromate de potasse qui cédera la partie basique de sa composition aux tissus malades grâce à la pénétration rendue facile par l'effluvation. Voici comment j'opère :

Manuel opératoire

Après avoir enlevé sur les dents atteintes tout le tartre *visible ou accessible*, mais seulement celui-là, je lave avec soin les gencives et les collets ainsi que tous les espaces décollés avec de l'eau oxygénée à 12 volumes, afin de faire évacuer tout le pus.

Ensuite, je badigeonne les dents et les gencives, et je fais pénétrer au-dessous des collets, au moyen d'une spatule, la solution suivante :

Fluorure d'ammonium	1 gramme
Chlorure d'ammonium	1 gramme
Chlorure de potassium	1 gr. 5
Salicylate de théobromine	1 gramme
Méthylal	5o centig.
Eau distillée	20 gr. (filtrer).

Cette solution favorise l'ionisation en diminuant la résistance des tissus à la pénétration des effluves et en augmentant leur tendance à la porosité. Ces phénomènes sont dus à l'effluvation elle-même ainsi qu'à l'action vaso-motrice du méthylal et du salicylate de théobromine.

Ceci fait, je pose sur la gencive, au niveau des dents malades, un bourrelet d'ouate fortement imbibé de la solution suivante :

> Bichromate de potasse . . . . . . 10 grammes
> Eau distillée. . . . . 100 grammes

Cette bande d'ouate tient environ l'étendue de quatre dents (car je ne traite que quatre dents à la fois), et c'est sur elle, au niveau des collets des dents atteintes, que j'appuie assez fortement l'électrode à vide J. (fig. 4) qui amène sur la région malade la pluie d'effluves alto-fréquentes. Il ne faut pas brusquer toutefois, dans ce mouvement de pression, car l'électrode est fragile, mais il faut cependant que le contact soit le plus intime possible, afin que la sensation ne soit ni douloureuse, ni désagréable.

Lorsque je m'adresse à une pyorrhée avancée, au moyen d'une électrode métallique, A. (fig. 3) je projette une dizaine d'étincelles dans les clapiers infectieux ; cette conflagration, peu douloureuse, agit comme destructrice des cellules infectées et comme microbicide. L'exsudation lymphorreïque qui la suit forme comme un lavage de dedans en dehors qui expulse les débris calculeux et élimine les éléments morts, malades ou infectés.

Je répète les séances d'effluvation tous les deux jours. Je les fais durer au total quinze minutes ; seulement comme l'électrode s'échauffe un peu lorsque l'application se prolonge, je coupe cette séance en trois applications de cinq minutes chacune, séparées par un repos de huit minutes.

En général, au bout de quatre séances d'un quart d'heure, la guérison est complète ; toutefois, j'ai vu des cas graves dans lesquels j'ai dû faire six, sept et même huit séances.

L'effluvation est absolument indolore à condition que le contact entre l'électrode, le tampon d'ouate bichromatée et la gencive soit bien assuré.

Si l'on utilise le courant continu, il faut avoir soin de bien régler l'interrupteur et l'éclateur de telle façon que l'étincelle oscillatoire soit aussi rapide que possible, parce que les disruptions irrégulières produisent des chocs douloureux pour le patient.

Même observation pour le réglage de l'éclateur dans le dispositif du Dr Gauthier si l'on emploie le courant alternatif.

Je conseillerai d'autre part d'isoler les obturations métalliques avec de la gutta, car l'effluvation directe sur les dents portant ces obturations détermine des douleurs assez intenses.

Pendant toute la durée du traitement je fais faire des lavages et bains de bouche avec la solution suivante, à raison de six par jour, avec demi verre chaque fois :

Salicylate de soude . . . .   10 gr.
Fluosilicate de soude. . . . .   2 gr.
Eau distillée. . . . .   1 litre

Voyons maintenant ce qui se passe au moment du jaillissement des effluves. Je rappellerai pour mémoire (1) qu'au passage du courant dans ces systèmes d'appareils, il y a déjà ionisation de l'air ambiant : les ions azote se déposent sous forme d'acide azoteux dans l'éclateur alors qu'à l'électrode se produit de l'ozone ou oxygène condensé. C'est déjà un premier transport d'ions transatmosphérique.

Mais, fait bien plus important, l'effluvolyse n'a pas, comme l'électrolyse, pour résultat un simple transport d'ions qui se dirigent respectivement vers le positif ou le négatif ; il se produit, à la faveur des fréquentes périodes, des vibrations moléculaires auxquelles ces périodes donnent lieu, vibrations qui constituent un véritable bombardement ionique. Il ne s'agit plus alors simplement de cathions ou d'anions ; tous ces ions s'entrechoquent, se mêlent, s'accouplent, se combinent pour former des molécules nouvelles et de formule chimique différente des éléments primitifs ; l'échange des ions est cathodique et anodique tout à la fois au point d'applications des effluves : j'appellerai les molécules ainsi néoformées des *mixions*. J'ai mis en évidence, à maintes reprises, cette ionisation spéciale aux effluves alto-fréquentes, dans des expériences que j'ai faites sur des cobayes dans l'organisme desquels j'ai fait pénétrer par l'ionisation effluvolytique du cyanure de potassium ou de l'oxalate de strychnine, produisant en quelques heures chez ces animaux des convulsions rapidement suivies de mort.

Et, en effet, les médicaments décomposés ainsi en mixions sont mis en contact immédiat avec les cellules des tissus malades, et cela d'autant plus facilement que l'effluvation, augmentant par elle-même la porosité des tissus, il y a, en dehors des phénomènes effluvolytiques, des actions osmotiques qui s'exercent.

Et avant d'aller plus loin dans cette démonstration, quelles sont les réactions chimiques qui ont pris naissance à la suite de l'effluvolyse de la solution bichromatée que j'emploie : je vais en poser ainsi la formule :

$$Cr^2O^7K^2 + 4\,H^2O = Anions <^O_H + Cathions <^{Cr.}_K = Mixions - H <^{CrO}_{KOH}$$

____

(1) Voir *Bulletin du Syndicat* (septembre 1910).

ce qui me permet de libeller ainsi les réactions atomiques produites sous l'influence de l'ionisation effluvolytique :

$$Cr^2O^2K^2 + 4H^2O = 2CrO^3 + 2KOH + 3H^2O$$

Bichromate de potasse + Eau = Acide chromique + Potasse caustique + Eau

Je n'ai pas besoin de dire de quel secours sont, pour nous, dans le traitement de la pyorrhée et l'acide chromique CrO^3 qui agit comme destructeur des germes infectieux et stimulateur de la circulation périphérique affaiblie, et la potasse caustique KOH dont le pouvoir lithontryptique fait un dissolvant tout indiqué pour le tartre.

Et ces composés chimiques ainsi mis au contact immédiat des tissus malades et des clapiers purulents agiront d'autant plus efficacement qu'ils seront plus longtemps en rapport avec eux. Je dirai, à ce sujet, que les médicaments introduits dans l'organisme par l'effluvolyse alto-fréquente s'absorbent et s'éliminent beaucoup plus lentement que ceux introduits par la voie digestive ou la voie hypodermique. L'analyse urologique nous révèle la présence du médicament seulement treize heures après l'effluvation et ce médicament ne s'élimine qu'au bout de deux jours alors, que par la voie hypodermique, il apparaît une heure après dans les urines et s'élimine en deux heures.

Comme on le voit, on ne peut contester dans cette pénétration médicamenteuse l'intervention effluvolytique. Qu'on ne vienne pas me dire qu'il y a là un processus purement physique. Pourquoi les solutions médicamenteuses appliquées seules, sans effluvation, ne pénètrent-elles pas dans l'éeonomie à travers la peau et les muqueuses ? Y a-t-il simplement dans cette pénétration une absorption due à ce que les tissus sont rendus perméables par le courant ? Je ne le crois pas, car cette porosité est nettement insuffisante et il est nécessaire qu'il y ait une action ionisatrice. Contrairement à la cataphorèse, où l'absorption des médicaments se fait plutôt par phénomènes osmotiques que par passage électro-chimique, les effluves de haute fréquence provoquent un véritable cheminement d'agents médicamenteux décomposables, et j'en veux voir la preuve dans l'analyse des urines qui révèle la présence d'un ou de plusieurs éléments composants du produit ionisé.

Quelle est la quantité des ions, cathions, anions ou mixions que j'introduis ainsi dans l'organisme ? Je ne puis encore le dire aujourd'hui, et les formules de Van t'Hoff et de Swante Strennhius ne me permettent pas, quant à présent, de le calculer ; mais comme j'ai à tenir compte dans le transport des mixions, tout à la fois et de la vitesse et de la densité respective des anions et cathions qui les composent, il faudrait que je puisse établir la contribution de chacun de ces ions dans ce transport, et ce n'est qu'ensuite que je pourrais élaborer une formnle définie. Je poursuis la réalisation mathématique de cette formule, car elle me permettrait de guider d'une façon beaucoup plus parfaite l'action du médicament effluvolysé ; les travaux et expériences auxquels je procède me font espérer que sous quelques mois je serai éclairé et, je pense, au Congrès de Rouen peut-être, pouvoir présenter une théorie définitive et solidement étayée de l'ionisation produite par l'effluvation alto-fréquente.

Mais le rôle joué par l'effluvation dans la pyorrhée alvéolaire ne se limite pas à l'ionisation. Tripet, Guillaume, Weil, Leitz, d'Arsonval ont prouvé, par des expériences retentissantes sur des malades atteints de rhumatisme chronique, que les effluves de haute fréquence produisent une suractivité de réduction de l'oxyhémoglobine. L'augmentation de cette réduction est accompagnée d'une surformation d'hémoglobine, et ces deux variations de quantité et d'activité de réduction amènent chez les chloroanémiques et les arthritiques une réaction hématique qui se traduit par une amélioration symptomatique appréciable. L'analyse urologique et l'examen hématique faits après une effluvation alto-fréquente accusent une élimination plus abondante d'urée, d'urates, d'oxalates, sulfates, etc. ; et on peut juger, dès maintenant, quelle action prépondérante jouent ces bains d'effluves contre la formation des précipités et calculs organiques.

En outre, ces effluves constituent un agent modificateur de la plus haute intensité. Agissant sur une muqueuse, elles exagèrent les fonctions vitales et produisent une suractivité de la cellule et du protoplasma.

J'ai déjà expliqué la production importante d'ozone résultant du jaillissement des effluves et de l'étincelle de haute fréquence ; par l'effluvation on produit, au contact des tissus malades, une atmosphère d'oxygène naissant dont le rôle antiseptique est tellement important qu'on a essayé pour le réaliser à sa place des produits qui ne remplissent qu'imparfaitement le but cherché : l'eau oxygénée, le perborate de soude, voir même l'oxygène à l'état gazeux. C'est également l'oxygène naissant qui agit dans l'emploi de certains antiseptiques comme la permanganate de potasse, l'iodoforme, etc.

Cette action aseptisante de l'effluvation alto-fréquente est incontestablement établie par les expériences de d'Arsonval, Charrin, Foveau de Courmelles sur le bacille et les toxines piocianiques ; par mes expériences personnelles *in animavili* sur le microbe tétragène, ses hybrides et leurs toxines, expériences que j'ai présentées au Congrès de Poitiers (1). Par l'effluvation, nous modifions profondément les toxines

---

(1) F. MOREL. Traitement des Neoplasmes, des abcès et kystes du plancher de la bouche par les courants de Haute Frequence (Daguerre, éditeur, Bordeaux). 1910.

bactériennes pathogènes et nous les rendons inoffensives ; nous anihilons tout microbe pathogène en ionisant son protoplasma graisseux ; nous transformons, par le transport ionique, les cellules malades, réalisant ainsi une antisepsie effective, absolue parce que raisonnée et naturelle. Et c'est à la faveur de ces transports d'ions oxygènes dans les clapiers infectieux, sur les tissus malades ainsi que des décompositions et combinaisons chimiques intereffluvaires qui président à ce transport, que cette antisepsie est obtenue.

En anihilant dans la majorité des cas, en atténuant dans certains autres la virulence des toxines microbiennes, l'effluvation donne aux leucocytes une combativité plus intense : la diapédèse et la phagocytose deviennent plus effectives, les cellules conjonctives inertes sont excitées à la prolifération, la stase sanguine et lymphatique diminue, les exsudats pyorrhéiques ou purulents sont éliminés par les lymphatiques et la région malade se déterge : toutes ces améliorations font rapidement rétrocéder les accidents pyorrhéiques, et tout cela est l'œuvre de l'effluvation alto-fréquente.

Il doit même certainement se produire, en présence des effluves, une quantité d'autres actions superposées à celles-ci : *actions d'ordre chimique* sur les phosphates, les urates, les sels et les milieux organiques ; *actions d'ordre physiologique* sur ces mêmes milieux ou sur les éléments cellulaires ; *actions d'ordre électrolytique*, profondes, diffusées à distance ; actions enfin qui, par leur juxtaposition, contribuent puissamment à la résolution des phlogoses et des suppurations buccales.

En résumé, action anticalculeuse due au pouvoir microbicide et dissolvant des effluves et, par suite, diminution notable des précipités salivaires, prolifération des leucocytes, destruction, par la phagocytose et le plasma ozonisé, des substances nocives, destruction des bacilles et atténuation de leurs toxines, destruction et élimination des cellules malades par la conflagration et, par suite, de tous ces phénomènes, détersion des régions malades, régénération des tissus par fixation de cellules jeunes, tels sont les processus de défense mis en jeu par l'effluvation alto fréquente.

Avais-je exagéré en disant que la conflagration et l'effluvation altofréquentes sont d'excellents agents thérapeutiques contre les lésions pyorrhéiques et, en général, dans l'hypérémie, la congestion et l'infection de la gencive et du périodonte ? Et, je suis autorisé, en raison des résultats que j'ai obtenus par cette méthode, à dire que les traitements par les agents médicamenteux seuls, acide chromique, acide lactique, ferment lactique, lactobaciline, fluoram, acide sulfurique de Nord'hausen n'ont qu'une action trop superficielle et trop fugace. Dans ces méthodes, l'enlèvement du tartre préalable doit être aussi parfait que possible, et l'on sait combien cette opération est délicate,

difficile et même impossible sur des dents déchaussées, chancelantes
et douloureuses. Incrédule, je souris toujours lorsque j'évoque le sou
venir de démonstrations que je vis faire à Younger : il me semble en-
tendre encore l'éminent praticien nous dire que l'enlèvement du tartre
devait, pour être complet, durer une heure par dent. Pauvre patient !
Et aussi, pauvre dentiste ! Qu'on ne vienne pas me soutenir que, lorsqu'une dent est réellement atteinte de pyorrhée, il est possible d'enlever jusqu'à la moindre parcelle de tartre ! Je laisse cette prétention
aux pontifes de la stomatologie ; quant à moi, non seulement je n'y
crois pas, parce que j'ai eu l'occasion d'enlever des dents qu'on avait
prétendu détartrer complètement et dont la racine était encore cou-
verte d'aiguilles tartriques, mais encore, *je prétends qu'insister dans
cet enlèvement sous-gingival du tartre c'est, tout d'abord, fatiguer la
dent, la gomphose arthro-dentaire et le ligament, c'est aussi infecter
la gencive et le périoste, c'est enfin aggraver le mal en le répandant
aux alvéoles voisines.* Moi aussi, je suis partisan de l'enlèvement du
tartre, et cela d'une façon totale, mais j'estime qu'il faut y mettre les
formes voulues pour ne pas augmenter le mal qu'on veut, au contraire, guérir. Je n'enlève à l'instrument que le tartre visible ou accessible ; le reste, je le dissous, non pas avec le bifluorure d'ammonium
dont l'action caustique a une répercussion grave sur les nutritions périostiques et cémentaires, mais par l'effluvolyse d'une solution bichromatée dont j'ai, tout à l'heure, donné la formule. Au bout de quatre
séances, six au plus, le tartre n'existe plus, ainsi que l'attestent les
dents extraites après ce traitement. C'est alors qu'il faut, par une os-
mose médicamenteuse, par un transport actif d'ions oxygène dans les
clapiers infectieux, imprégner et pénétrer intégralement le protoplasma graisseux des bactéries et des cellules épithéliales ou conjonctives malades. Sous l'influence de l'effluvolyse de cette solution bichromatée doublée de l'action de l'ozone, les clapiers infectieux
disparaissent bientôt, la suppuration se tarit rapidement, les tractus
périostiques désclérosés, détartrés, reprennent leur élasticité et leur
souplesse, le décollement disparait, les gencives se raffermissent et reviennent à leur coloration et à leur aspect normal, l'anneau de Kœlliker se resserre avec force autour du collet de la dent et celle-ci reprend
sa solidité primitive que seuls, l'incurie et l'absence d'hygiène journa-
lière, lui feront perdre à nouveau.

Au contraire, avec l'action médicamenteuse seule, ou par l'action
des ferments lactiques (exception faite pour le fluoram), nous n'agi-
rons que superficiellement, nous favoriserons la création, à la périphérie, des microbes ou des cellules malades, d'une couche d'albumine
coagulée qui se sclérosera vite et sera bientôt une barrière puissante
contre l'action des antiseptiques. Naturellement, après quelques séances d'application de ces agents médicamenteux, la suppuration dimi-

nue, la gencive se recolle, l'affection rétrograde et semble entrer dans une période de déclin, *mais cette guérison virtuelle n'est qu'illusoire,* et, au bout de quelques mois, la récidive arrive, plus rapide et plus redoutable que l'atteinte première. Que s'est-il donc passé ? Tout simplement ceci : les microbes ainsi que les cellules malades dont la périphérie s'est sclérosée sous l'action coagulante des antiseptiques, ont produit à l'intérieur de ces coques scléreuses des fermentations gazeuses ou liquides ; puis, ces coques venant à disparaître par suite du processus nutritif et défensif de l'alvéole et du cément, sous l'influence de la diapédèse ostéoblastique, les microbes, en quelque sorte enchrysalidés, se réveillent, les fermentations et les toxines longtemps enfermées s'échappent en infectant de nouveau l'arthrose dentaire d'une façon d'autant plus virulente que ces fermentations et ces toxines auront été plus longtemps contenues. Il faudra alors, si l'on emploie la méthode purement médicamenteuse, réagir avec énergie, et, avec les antiseptiques, pour être sûr de se débarrasser des microbes, détruire les tissus dans lesquels ils sont localisés ; et c'est par là encore que la méthode est mauvaise.

Toutefois, je concède volontiers à ce mode de traitement médicamenteux quelques cas de guérison dans des circonstances où l'état général du sujet ou bien la période précoce de l'affection viennent augmenter les chances de rétrocession rapide ; mais, lorsque l'on s'adresse à des pyorrhées chroniques, dont les lésions sont profondes, il est certainement insuffisant en raison même de son action essentiellement et forcément superficielle.

Et d'ailleurs les nombreuses récidives, les insuccès fréquents, en sont bien une preuve ; si l'on extrait la dent traitée avec insuccès, on voit la gencive malade se guérir rapidement après quelques lavages antiseptiques. Pourquoi cette guérison si rapide de la gencive par le seul fait de l'extraction ? Parce que la cause principale est supprimée, me diront les partisans de l'extraction. Oui, peut-être, mais c'est surtout parce que les toxines formées, les microbes coupables, ne se trouvant plus dans leurs éléments d'existence et de destruction ou de pullulation, se sont éliminés ; parce que, les cellules malades ont cessé de l'être ou sont mortes et ont disparues.

Eh bien, par la pénétration ionique profonde et intime de ces éléments destructeurs (microbes, toxines) ou malades (cellules), par l'ozonisation des cellules vivantes contaminées ou saines, nous interdisons toute condition de vie aux bactéries en même temps que nous apportons aux tissus atteints dans leur protoplasma cellulaire la santé et la vie ; nous armons à nouveau, d'une façon plus forte, ces cellules ainsi que les leucocytes pour la défense diapédétique et phagocytaire.

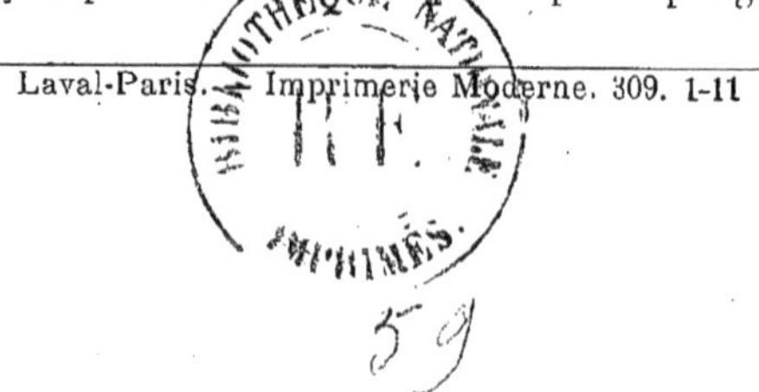

Laval-Paris. — Imprimerie Moderne. 309. 1-11